Dr Jules Lazard,
DE L'UNIVERSITÉ DE PARIS.

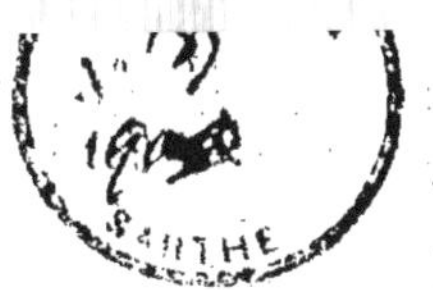

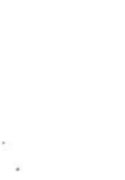

DES

Tumeurs malignes primitives

de la voûte crânienne

et de leur traitement

PARIS.
INSTITUT INTERNATIONAL DE BIBLIOGRAPHIE SCIENTIFIQUE
93, Boulevard Saint-Germain, VI.

1900

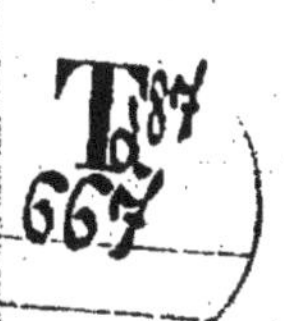

DES TUMEURS MALIGNES PRIMITIVES

DE LA VOUTE CRANIENNE

ET DE LEUR TRAITEMENT

Dʳ Jules LAZARD,

DE L'UNIVERSITÉ DE PARIS,

DES

Tumeurs malignes primitives

de la voûte crânienne

et de leur traitement

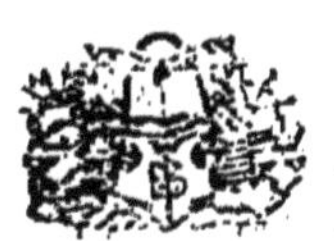

PARIS.

INSTITUT INTERNATIONAL DE BIBLIOGRAPHIE SCIENTIFIQUE

93, Boulevard Saint-Germain, vi.

1900

INTRODUCTION.

L'an dernier nous eûmes l'occasion d'assister à l'hôpital Saint-Louis, dans le service de M. le Dʳ Richelot, à l'extirpation d'une tumeur crânienne faite par le Dʳ Morestin. La nouveauté du procédé opératoire, l'étendue énorme de la région osseuse enlevée, et surtout le résultat surprenant de cette intervention, nous décidèrent à rechercher si antérieurement de pareilles opérations avaient été faites. C'est le résultat de ces recherches et l'exposé des conclusions que nous croyons pouvoir en tirer que nous avons l'intention d'exposer dans cette thèse inaugurale.

Mais avant que de commencer nous sommes heureux qu'une habitude ancienne nous autorise à témoigner publiquement à nos maîtres toute notre estime et toute notre affection. Nous avons fait nos débuts dans le service de M. le Dʳ Chauffard, à l'hôpital Broussais; nous ne saurions oublier les conseils qu'il nous y a donnés, non plus que ceux qui nous furent prodigués à la Pitié par M. le Dr Aud'houi. Les deux années de notre stage médical se sont écoulées auprès de MM. Hirtz, à l'hôpital Tenon, et Comby, à l'hôpital des Enfants malades. Le Dr Hirtz a été pour nous plus qu'un maître ; nous ne saurions oublier le dévouement qu'il a témoigné à l'un de nos parents dans des circonstances douloureuses ; nous ne saurions oublier non plus que nous lui devons les quelques notions de médecine pratique que nous possédons aujourd'hui.

Le Dr Comby nous a initié à la pathologie et à la thérapeutique infantiles. Nous ne perdrons pas le souvenir de ses excellentes leçons.

Notre éducation chirurgicale s'est faite en partie à l'hôpital Saint-Louis, en partie à l'hôpital Bichat. A Saint-Louis, dans le service de Péan, notre ami le Dr Benoît, alors interne du service, s'est particulièrement occupé de nous. Nous lui adressons ici nos plus sincères remerciements. A l'hôpital Bichat, près de M. le Dr Péraire, nous avons appris la chirurgie pratique et nous avons été l'objet d'une bienveillance toute spéciale. Nous sommes heureux de témoigner ici notre gratitude à M. le Dr Péraire.

Nous devons une mention toute spéciale à notre ami le Dr Mosès, qui pendant tout le cours de nos études a été pour nous un guide sûr et ne nous a ménagé ni les conseils, ni les encouragements.

M. le Dr Chipault a bien voulu, en ce qui concerne cette thèse, mettre à notre service sa longue expérience des opérations pratiquées sur le crâne. Qu'il veuille bien, ici, croire à notre gratitude.

M. le Professeur Tillaux nous a fait le grand honneur d'accepter la présidence de cette thèse; qu'il veuille bien recevoir ici l'hommage de nos remercîments et l'expression de notre profond respect.

Nous ne nous occuperons dans ce travail que des tumeurs, et le plus souvent ce sont des tumeurs malignes, qui ayant pris naissance dans l'os, érodent celui-ci de dehors en dedans ou de dedans en dehors, par disparition des deux tables ou de l'une d'elles seulement, peuvent arriver au cerveau et déterminer de la compression.

Il est indiqué de les extirper dès qu'elles sont reconnues; il est aisé de comprendre que plus l'intervention sera précoce, plus grandes seront les chances de guérison.

CHAPITRE PREMIER.

Historique.

Nous n'avons pas l'intention de faire ici l'historique de la trépanation, bien que celle-ci doive être toujours, dans presque tous les cas, l'une des étapes de notre intervention. Nous reprendrons simplement, dans ces dernières années, tout ce qui a été fait comme extirpation plus ou moins étendue de la voûte crânienne.

Bien que ces larges ablations éliminent toute idée de réparation spontanée et permettent peut-être même de rejeter tout procédé, quel qu'il soit, d'autoplastie ou d'hétéroplastie, nous ne passerons pas entièrement sous silence ce qui a été dit à ce sujet.

Il suffit de remonter à une vingtaine d'années pour retrouver les premières interventions faites d'une manière systématique, sur les os de la voûte crânienne.

En 1874, dans un cas de cancer secondaire des os de la voûte du crâne, Péan appliqua autour de la portion d'os malade, dix couronnes de trépan, de manière à la circonscrire entièrement, et fit ensuite sauter les ponts intermédiaires avec le davier; la dure-mère se trouva à découvert dans l'étendue d'un cercle de six centimètres de diamètre.

L'année suivante, Valeriani (1) enlève une grosse tumeur de la partie postérieure de la tête et une portion de la dure-mère ; la perte de substance osseuse était grande comme deux fois cinq francs. La malade, quelques mois après, mourut subitement d'un abcès du lobe postérieur de l'hémisphère droit.

En 1880, Novaro (2) et Jablonski (3) intervinrent, le premier pour une tumeur de la voûte crânienne, l'autre pour une tumeur du frontal.

Langenbeck, en 1881, opéra un sarcome du crâne gros comme le poing. Après l'extirpation, la perte de substance avait 8 centimètres de diamètre ; la guérison se fit sans incidents.

Küster (4) rapporte deux cas dans lesquels il eut à intervenir : dans le premier, la mort est arrivée par hémorragie foudroyante au cours de l'opération. Le deuxième malade eut une récidive quelques semaines après l'opération. Cette récidive fut opérée. Une deuxième récidive emporta le malade après la deuxième intervention.

Dans une observation publiée par Güssenbauer, toute la moitié droite du frontal fut enlevée avec le rebord sus-orbitaire et une partie de la grande aile du sphénoïde et de l'écaille du temporal.

Pauly, en 1883, rapporte un cas où le sarcome récidiva ; il siégeait sur le frontal. Extirpé une première fois, il ne tarda pas à repulluler. Pauly enleva alors le frontal de la racine du nez au temporal. Une récidive survint cinq mois plus tard.

En 1886, Trendelenburg opéra un malade atteint d'un sar-

(1) *Centralblatt für Chirurgie*, 1875, p. 606.
(2) *Centralblatt für Chirurgie*, 1880, p. 138.
(3) *Virchow-Hirsch. Jahresberichte f.* 1880, tome II, p. 593.
(4) *Berliner klin. Wochenschrift*, 1881, n° 40.

come de la région temporale et un autre atteint d'un carcinome de la même région.

Plus près de nous, Ceci, en Italie, Terrier, Ricard, en France, Israël, en Allemagne, Mac Ewen, en Angleterre, pratiquèrent des crâniectomies qui furent suivies de résultats favorables.

CHAPITRE II.

Anatomie pathologique.

Les tumeurs de la voûte crânienne sont le plus souvent solitaires. Quelquefois elles sont multiples ; ce sont des cancers dans le sens clinique du mot et, parmi les différentes variétés de cancers, des sarcomes : en effet, il est acquis depuis longtemps déjà que les tumeurs malignes qui se développent primitivement aux dépens d'un os, sont des sarcomes. Nous n'avons pas l'intention d'insister sur ce sujet. Qu'il nous soit pourtant permis d'ajouter, en ce qui concerne ce point spécial, que parmi les observations que nous avons pu recueillir, celles dans lesquelles l'examen histologique a été pratiqué ont montré que dans six cas il s'agissait de sarcomes.

On y peut sans doute rencontrer toutes les variétés de sarcome, à savoir sarcome, à grandes et petites cellules rondes, sarcomes à cellules fusiformes, enfin sarcomes télangiectasiques.

L'évolution de ces tumeurs peut dans certains cas être d'une rapidité extrême, à ce point qu'un traumatisme peut assez vraisemblablement être regardé comme ayant activé le développement de la tumeur; d'autres fois cette évolution est très lente et met plusieurs années avant de donner lieu au moindre trouble. Cette différence d'évolution semble être sous la dépendance du point de départ de la tumeur : celle-ci peut en effet être d'origine osseuse, d'origine diploïque ou périostique. Si la tumeur est d'origine diploïque, les deux tables de la voûte crânienne sont éloignées l'une de l'autre, soit que la saillie se fasse vers l'intérieur, soit qu'elle se fasse vers l'extérieur ou qu'elle prenne les deux directions à la fois.

Suivant que la saillie produite par la tumeur aura pris telle ou telle direction, nous aurons les signes soit seulement d'une tumeur externe, soit les signes de compression cérébrale, soit les deux séries de phénomènes combinés les uns avec les autres. Ces mêmes phénomènes se présenteront dans les mêmes conditions, suivant que la tumeur aura son point d'origine dans la table interne ou dans la table externe. Si la tumeur a son point de départ dans le périoste, celui-ci réagit, se charge de cellules osseuses et la tumeur semble faire partie de l'os; c'est alors que la saillie à l'extérieur acquiert une grande rapidité d'évolution.

Le plus souvent, dans le cas où la tumeur a pour point de départ le diploé ou la table externe, la dure-mère est intacte ; pourtant elle peut être infiltrée (dans ce cas, la dure-mère se présente ramollie, vasculaire, adhérente à l'os) et le cerveau lui-même être l'objet de la propagation néoplasique : la propagation peut s'étendre même jusqu'aux nerfs crâniens et jusqu'à un sinus qu'on est alors obligé de ligaturer et réséquer.

CHAPITRE III.

Signes et Diagnostic.

Les tumeurs qui se développent sur la voûte crânienne pourront se développer aux dépens des téguments ou aux dépens de l'os. Les caractères des premières n'ont rien de spécial à la région qui nous occupe. Mais lorsque la tumeur est manifestement développée aux dépens des os du crâne, le diagnostic est plus compliqué et les symptômes plus nombreux. Ces derniers se diviseront en signes physiques et signes fonctionnels pouvant acquérir les uns et les autres une importance considérable.

Ces tumeurs peuvent se présenter à nous sous deux aspects principaux : la tumeur n'est pas ulcérée ; la tumeur est ulcérée.

I. — LA TUMEUR N'EST PAS ULCÉRÉE.

1° *Aspect.* — La tumeur peut être formée par une seule masse ou divisée en deux ou plusieurs masses secondaires, séparées par des sillons profonds.

La peau qui la recouvre peut avoir conservé son aspect

normal, mais le plus souvent il s'y est développé des varicosités. Quelquefois la coloration de la peau est changée et celle-ci devient rougeâtre, violacée.

Nous devrons aussi rechercher les rapports qu'affecte cette peau avec la tumeur : tantôt elle est complètement mobile et glisse sur la tumeur avec la plus grande facilité, tantôt elle lui est adhérente, soit en totalité, soit en partie.

2° *Volume.* — Celui-ci peut aller des dimensions d'une noisette ou même d'un pois, à celle d'une orange. Parfois la saillie est si peu accusée qu'il est nécessaire de s'y reprendre à plusieurs fois pour percevoir un changement de caractère dans la consistance de l'os.

3° *Consistance.* — Cet élément de diagnostic peut présenter de nombreuses variétés : tantôt la tumeur offre une dureté semblable à celle de l'os, tantôt la tumeur, dure à sa périphérie, est molle et élastique ou même fluctuante à son centre. Quelquefois on y sent comme des fragments osseux ; par la palpation on pourra encore reconnaître si la tumeur est animée de battements ou non ; dans ce cas la tumeur peut être réduite soit totalement soit partiellement, et alors, cette réduction peut être accompagnée ou non de phénomènes cérébraux.

II. — LA TUMEUR EST ULCÉRÉE.

Lorsque la peau est ulcérée, les différents éléments qui peuvent nous en faire apprécier la nature sont sujets à de grands changements.

Dimensions. — Les dimensions de cette ulcération peuvent

être très diverses : dans un cas, elle avait la taille d'une pièce de 50 centimes, dans un autre, celle d'une paume de main.

Aspect. — Cette ulcération peut être très variable d'aspect : sa surface est tantôt constituée par des bourgeons charnus, ou bien elle est lisse : tantôt ses bords sont taillés à pic, tantôt c'est graduellement que la différence de niveau se produit : d'autres fois ses bords sont recouverts de croûtes ou entourés de masses dures ou fongueuses et végétantes. Nous avons dit plus haut que les bords de l'ulcération peuvent être taillés à pic ; l'ulcération s'étend alors en profondeur et peut intéresser la peau, le tissu cellulaire sous-cutané, l'aponévrose épicrânienne, même la table externe, et son fond être formé par la table externe de l'os : d'autres fois elle s'étend en superficie et présente une surface végétante et mamelonnée.

La coloration est un élément sujet aussi à de grandes variations ; l'ulcération présente quelquefois un aspect blafard, grisâtre, d'autres fois un aspect franchement bourgeonnant et mamelonné.

L'ulcération donne lieu souvent à un écoulement tantôt sanieux, visqueux, fétide, tantôt hémorragique, caractéristique du néoplasme.

Il est quelquefois possible de constater en un point du crâne un amincissement de l'os, lequel cède sous le doigt en donnant une impression parcheminée.

DIAGNOSTIC. — *Siège.* — Ces tumeurs siègent en général sur la moitié antérieure du crâne, mais se développent aussi bien à la face externe qu'à la face interne de l'os.

Localisation externe. — On les trouve indifféremment dans une fosse temporale, sur une bosse frontale, dans la partie centrale de l'os, ou sur ses bords, aussi bien que sur une suture.

Localisation interne. — Dans ce cas, différents problèmes peuvent être posés [1] :

1° La tumeur est-elle développée aux dépens de la face externe du crâne ; 2° est-elle constituée seulement par la table externe distendue par un produit quelconque du diploé, ou développée aux dépens de la table interne ; 3° la paroi crânienne toute entière est-elle soulevée par une tumeur intra-crânienne.

Si la tumeur fait un relief très accusé, est en quelque sorte pédiculée, on a le droit d'admettre son développement à la surface du crâne. Si au niveau de la tumeur, la paroi crânienne est uniformément distendue, il faut admettre que c'est la table externe qui est envahie.

Reste à savoir si la tumeur est d'origine intra-crânienne ou diploïque. Dans ces cas, les signes physiques sont impuissants à nous le faire connaître ; c'est à la marche et aux signes physiologiques qu'il faudra avoir recours. Les signes physiologiques constituent les signes fonctionnels que nous allons maintenant étudier. Nous les diviserons en signes de compression et signes de localisation.

Les signes de compression cérébrale peuvent être des crises épileptiformes, de l'épilepsie jacksonienne ; la céphalalgie, qui peut être assez intense pour décider à elle seule le malade à demander une intervention, la sensibilité à la pression sont des signes constants, mais infidèles ; il est fréquent

(1) Voyez Tillaux. *Chirurgie clinique*. t. I.

qu'il y ait des vomissements spontanés, persistants ; associés aux vertiges et à l'incoordination motrice, ils indiquent une compression du cervelet ; la névrite optique se rencontre assez souvent ; on trouve aussi de l'exophtalmie quand l'œil est comprimé entre la tumeur d'une part, le plancher et la voûte orbitaire d'autre part.

Signes de localisation. — Les symptômes de localisation sont plus importants, puisqu'ils nous indiquent exactement quel point du cerveau se trouve comprimé ; ces troubles sont moteurs, sensitifs, sensoriels, intellectuels.

Troubles de la motilité. — Nous pouvons faire entrer dans la catégorie des troubles de la motilité, les troubles que nous avons signalés plus haut, comme dus à la compression exercée par la tumeur sur l'écorce cérébrale, à savoir les crises épileptiformes et l'épilepsie jacksonienne : il y a aussi des paralysies d'origine corticale, prenant un groupe de muscles d'un membre, un membre entier ou les deux membres d'un même côté ; la paralysie faciale n'est pas rare.

Troubles de la sensibilité. — Ils consistent en anesthésie, hémianesthésie, hyperesthésie. On a insisté (Séguin) avec raison sur l'engourdissement, l'anesthésie tactile qui accompagnent les troubles moteurs de la main et des doigts.

Troubles sensoriels. — Nous avons signalé plus haut comme assez fréquente, la paralysie faciale ; il est facile de concevoir que le nerf auditif sera assez souvent atteint ; la surdité en sera la conséquence.

La compression du globe oculaire entre la tumeur d'une

part, le plancher et le rebord orbitaire d'autre part, peut avoir pour conséquence la diminution de l'acuité visuelle.

Troubles intellectuels. — Ils sont de deux sortes : soit de dépression, soit d'excitation. La malade opérée à St-Louis par le docteur Morestin, que nous avons eu l'occasion de voir avant l'intervention, en était arrivée à un état d'hébétement permanent pour ainsi dire : le regard était hagard ; cette femme était devenue incapable soit de manger seule, soit de s'habiller ou de prendre les soins de propreté les plus élémentaires.

Troubles de langage. — Nous avons exposé au début de ce chapitre que ces tumeurs se développent en grande proportion sur la moitié antérieure du crâne : il résulte de là que la circonvolution de Broca sera souvent lésée et que des troubles de langage s'ensuivront ; ce sera de l'aphasie ou de l'embarras de la parole : la forme même de cette aphasie nous permettra de connaître quel est le centre comprimé.

Il peut être quelquefois utile de faire une ou plusieurs ponctions exploratrices, pour se rendre compte si la tumeur a ou non perforé la table interne.

Dans le cas où cette perforation est constatée, l'idée de la propagation à la dure-mère peut être admise ; pourtant une autre hypothèse peut être acceptée, c'est celle de la propagation d'un fongus de la dure-mère aux parties osseuses.

Le fongus de la dure-mère qui a perforé les os de la voûte du crâne, soulève la peau sous forme d'une tumeur arrondie, bosselée, élastique, d'abord assez dure, puis plus tard se ramollissant par places, agitée de battements isochrones à ceux du pouls, plus rarement aux mouvements de la respiration ; la tumeur, peu ou point mobile dans le sens latéral, est quelquefois réductible en tout ou en partie, et l'on peut alors sentir la perforation osseuse ; tantôt cette réduction s'opère sans accident, tantôt elle détermine des troubles cérébraux, convulsions, syncopes, qui disparaissent dès que cesse la compression.

Il est possible aussi que cette tumeur soit une manifestation tuberculeuse ou une production syphilitique.

Il est bien rare qu'une tumeur tuberculeuse puisse s'installer dans cette région sans être accompagnée de phénomènes viscéraux, ni qu'elle puisse prendre une étendue suffisante sans s'ouvrir à l'extérieur et donner lieu à un écoulement purulent ; du reste, la tuberculose de ces os, étant donné que la malade ne présente pas de généralisations viscérales ou ganglionnaires, n'est pas une contre-indication à notre intervention.

En ce qui concerne le syphilome des os de la voûte du crâne, il faudra rechercher les autres manifestations de l'infection, tant secondaire que tertiaire, et même, si l'examen du malade est négatif à ce point de vue, le soumettre pendant quelques semaines au traitement anti-syphilitique, qui peut-être fera régresser la tumeur, en tout cas, ne saurait lui être nuisible.

Voici donc éliminés le fongus de la dure-mère, la tumeur syphilitique et la tumeur tuberculeuse : toutefois nous devons reconnaître que si la tumeur a perforé la table interne, ce qui nous est indiqué par la ponction exploratrice, un doute peut envahir l'esprit et l'on peut se demander dans quel sens la propagation s'est faite. Ce n'est qu'après l'extirpation que ce point pourra être éclairci.

CHAPITRE IV.

Traitement.

Le diagnostic de tumeur maligne de la voûte du crâne
ayant été posé, il faudra intervenir rapidement et largement;
de ces deux conditions, rapidité de l'intervention et étendue
du champ opératoire, dépendront les chances de cicatrisation et la plus grande durée de la survie ; nous ne préten-
dons pas qu'une guérison définitive puisse être obtenue; une
récidive est toujours à craindre et c'est le résultat auquel il
faut presque toujours s'attendre.

Mais tous les cas sont-ils susceptibles d'une intervention ?
Nous ne le croyons pas ; il faut tout d'abord éliminer les
tumeurs pulsatiles ou tout au moins celles dans lesquelles un
réseau vasculaire développé pourrait faire craindre une
hémorragie mortelle. Nous éviterons aussi de porter l'instrument tranchant sur les tumeurs qui s'accompagneront de
signes de généralisation ou sur toute tumeur secondaire à
une tumeur préexistante sur une autre région du corps. Le
chirurgien devra encore s'abstenir lorsqu'il se trouvera en
présence d'une tumeur dont l'extirpation entraînerait une
perte de substance telle que le maintien en place du cerveau

ne pourrait plus être assuré, ou bien lorsque les signes péri-
phériques nous permettront de croire que nous avons affaire
à une tumeur d'origine cérébrale.

Pourtant, d'une part les progrès de la chirurgie, d'autre
part, les données encore incertaines que nous possédons pour
établir le diagnostic différentiel entre les tumeurs cérébrales
et méningées et ces tumeurs, nous conduiront souvent à faire
des craniectomies, qui de curatrices qu'elles devaient être
primitivement, devront se borner à être exploratrices, car
dans certains cas on peut tomber sur une tumeur cérébrale
ayant soulevé la calotte crânienne et s'y étant propagée,
d'autres fois la tumeur crânienne aura envahi secondairement
les méninges et le cerveau.

Cette intervention, si elle ne supprime pas le mal en lui-
même, rendra des services au malade en supprimant la compression cérébrale et les phénomènes qui en dérivent.

Ces réserves étant faites, l'extirpation nous paraît être ici
la meilleure méthode de traitement. Les autres modes de
traitement, incision, cautérisation, ligature, ont donné d'après
la statistique de Pousson 5 succès et 13 morts ; l'extirpation a
donné 22 succès et 8 morts ; les deux malades observés et
opérés par M. Morestin ont donné 2 succès sur deux interventions; l'une de ces malades est en très bonne santé aujour-
d'hui, plus d'un an après l'opération ; tout plaide donc en
faveur de ce modus faciendi.

L'extirpation étant décidée, comment sera-t-elle faite ? Deux
manuels opératoires sont possibles : ou bien attaquer la tumeur
par son centre, ou bien par la périphérie. L'attaque centrale
est la méthode adoptée par la plupart des opérateurs, mais
si nous consultons les observations qu'ils ont publiées, nous

pouvons constater que presque toujours ils ont eu affaire à des tumeurs ulcérées : l'os se trouvait donc aminci, friable, et il eût été dangereux de l'ébranler par des chocs portés à sa périphérie. Il est d'autre part, préférable de se servir d'un orifice déjà existant : on peut agrandir l'orifice à la cisaille fine ou bien au bistouri, puis on ronge les os avec la pince-gouge. Mais si les téguments et la table externe de l'os sont indemnes, comme c'était le cas dans les observations X, XII, XIII, nous croyons qu'il est préférable d'attaquer les tumeurs par la périphérie, car il faut suivre pour ces tumeurs non ulcérées la loi essentielle de l'intervention dans ces néoplasmes, qui est de les enlever et de n'y pas toucher, en portant l'instrument tranchant sur les parties voisines saines; c'est le meilleur moyen d'éviter ensuite les récidives.

Les téguments seront incisés suivant une ligne courbe pour avoir un lambeau aussi grand que possible ; la tumeur étant mise à nu, deux couronnes de trépan, ou plus si la chose est nécessaire, seront appliquées aux extrémités du plus grand diamètre de la tumeur, en dehors même de cette tumeur, puis ces deux pertes de substance sont réunies en coupant l'os à l'aide d'une pince-gouge, et cela en dehors des parties malades ; ce dernier point est assez important, car si l'instrument tranchant n'était pas porté assez en dehors de la tumeur, il se produirait, comme pour l'attaque centrale, une hémorragie abondante.

« Le néoplasme séparé de ses enveloppes épicrâniennes et des os, tombe de lui-même dans la main du chirurgien » (Poisson).

Pourtant il peut y avoir des adhérences avec l'endocéphale et c'est dans ces cas qu'il se produit des accidents: dans certains cas, la tumeur s'est propagée à la dure-mère et celle-ci doit être réséquée.

COMPLICATIONS OPÉRATOIRES. — Les principaux accidents à craindre au cours de l'opération sont : l'hémorragie et la mort subite par anémie aiguë ou par arrêt du cœur.

L'hémorragie au cours de la résection osseuse peut être considérée comme ayant peu d'importance : on découvre facilement la méningée moyenne et ses branches. Poirier appelle en outre l'attention sur l'hémorragie notable qui se produit au moment de la section du sinus sphéno-pariétal. Le sang s'échappe en jet de l'épaisseur de l'os, au point de faire croire que l'on a coupé l'artère méningée elle-même : un peu de compression suffit, en général, pour se rendre maître de l'écoulement sanguin. Une autre source d'hémorragie, en nappe, provient encore des canaux du diploé, après la dénudation de l'os. Cet accident peut prendre des allures inquiétantes ; plusieurs moyens ont été proposés pour l'arrêter[1] ; la ligature est bien entendu impossible, la compression souvent insuffisante ; il faut avoir recours à d'autres moyens d'oblitération ; ou bien l'on emploie pour cela divers mastics aseptiques dont la base sera la cire vierge et un agent antiseptique ; ou bien on enfonce dans les orifices saignants des pointes d'os décalcifié recommandées par Franck et Church, et on les casse après pénétration suffisante, au ras de l'orifice et on les y abandonne. On peut aussi, au moyen de la pointe d'un bistouri ou d'un tenaculum introduit dans le vaisseau et tourné d'un tour ou d'un demi tour, détacher les parois du vaisseau de l'os qui l'entoure : le vaisseau se rétracte alors et l'hémorragie s'arrête. Un autre moyen consiste à projeter sur la surface sai-

---

[1] Voyez Chipault. *Chirurgie opératoire des centres nerveux*, t. I.

gnant une substance pulvérulente, poudre d'iodoforme par exemple : ce moyen fut employé par M. le Dr Morestin lorsqu'il opéra la malade de l'observation XI, une hémorragie s'étant produite dès que la surface osseuse fut mise à nu et la compression s'étant montrée impuissante.

Le malade peut mourir par anémie aiguë : cette anémie aiguë étant la conséquence de l'hémorragie, il suffira d'avoir prévenu celle-ci, pour être sauvegardé contre cet accident. L'arrêt du cœur, dû à une décompression trop brusque du cerveau est un accident que nous ne sommes pas malheureusement en mesure de prévenir, car il s'agit de prédispositions individuelles que rien n'a pu nous faire connaître.

La hernie cérébrale est un accident à craindre toutes les fois que la dure-mère malade a dû être excisée. La formation d'une paroi fibreuse n'est plus possible, et naturellement le cerveau cédant à la pression intra-crânienne, fait saillie à l'extérieur.

Comment combler la brèche osseuse. — Nous ne pouvons ici nous occuper de la méthode de réimplantation osseuse : nous n'envisagerons donc que les méthodes dites de transplantation hétérogène.

Les fragments transplantés ont été pris aux squelettes de l'homme ou des animaux ; ils ont été employés tantôt décalcifiés, tantôt calcifiés, tantôt à l'état frais ; quelle que soit la méthode employée, les fragments d'os du crâne, provenant d'autres individus, transplantés en un point trépané, se soudent par l'intermédiaire du tissu fibreux, aux bords de la brèche osseuse, que ces disques ou fragments soient ou non pourvus de leur périoste.

Si ces disques ou fragments proviennent d'autres os (humérus, fémur) et sont transplantés d'un sujet à une brèche de trépanation, ils se soudent comme si c'étaient des fragments d'os même du crâne.

Les disques osseux ainsi transplantés et qui se sont soudés, subissent au bout d'un certain temps, à leur partie centrale ou à leur périphérie, un processus de raréfaction ; ordinairement cette raréfaction continue jusqu'à complète destruction de l'os.

Quelques chirurgiens ont eu recours à la transplantation hétérogène, c'est-à-dire qu'ils ont essayé de boucher la brèche par des plaques de corps légers, de formes et dimensions appropriées. On a essayé d'employer les plaques d'aluminium : les résultats ont été médiocres et ces corps étrangers ont dû être enlevés (Booth et Farquahr Curtis), afin d'éviter des accidents inflammatoires locaux.

Fraenkel, de Berlin, préconise les plaques de celluloïd ; il leur reconnaît comme avantages, d'éviter les adhérences de la cicatrice, de protéger le cerveau contre les traumatismes extérieurs, de diminuer les chances de hernie. Czerny et von Eiselsberg combattent l'hétéroplastie. Tout serait pour le mieux si la plaque n'était déplacée par les battements du cerveau ou par le liquide céphalo-rachidien. L'élimination est à craindre, comme le fait observer von Eiselsberg, au bout d'un temps plus ou moins long, alors que la plaie paraît déjà cicatrisée et que l'on a essayé de parer à ces accidents (hernie cérébrale, suppuration), par la transplantation secondaire ou par le percement d'orifices dans la plaque de celluloïd (Billroth).

M. le Professeur Berger a mis ce dernier procédé en pratique en 1891 ; il fut obligé d'ôter la plaque de celluloïd au bout de

trois jours, des signes de compression cérébrale s'étant mani-
festés ; cette plaque ôtée, il s'écoula aussitôt une grande
quantité de sérosité claire, probablement du liquide céphalo-
rachidien, puis du pus séreux assez fétide ; après désinfection
de la plaie, drainage et suture des lambeaux, la guérison sui-
vit sans encombre.

Hinterstoïsser emploie du celluloïd transparent qui laisse
voir facilement toute accumulation de sang ou de pus, la réunion étant bien entendu faite secondairement.

Nous nous trouvons donc en présence de deux procédés :
ou bien boucher la brèche avec des rondelles d'os empruntés
à des crânes ou autres os d'animaux, et appelés à disparaître
au bout de quelques mois, ou bien combler la perte de substance avec des plaques hétérogènes (aluminium, celluloïd), qui
sont toujours capables de déterminer des phénomènes, sinon
de suppuration, du moins de compression, et doivent être enlevées secondairement, si elles ne sont pas éliminées, au bout
d'un temps plus ou moins long, par les battements du cerveau.

Étant donné tous ces inconvénients, nous croyons, quant
à nous, qu'il est préférable de ne pas chercher à combler la
brèche ainsi faite au moyen de substances rigides, destinées à
remplacer plus ou moins bien la calotte crânienne ; il est préférable de suturer les lambeaux après avoir laissé dans la
dépression ainsi faite une mèche de gaze iodoformée. Cette
mèche enlevée, il s'établit entre le cuir chevelu et la dure-mère
sous-jacente des tractus fibreux qui forment ainsi une paroi,
laquelle, sans avoir la dureté de l'os, protège suffisamment le
cerveau contre les traumatismes, tout en l'empêchant de faire
hernie à l'extérieur.

« L'important, dit Le Dentu, est que dans la pratique, nous

ne trouvions pas de graves inconvénients à laisser la brèche
se combler d'elle-même, si ce résultat n'est pas empêché par
l'étendue de la lésion ou l'âge des opérés. D'ailleurs, ou le
sujet est jeune, et alors on voit des ossifications nouvelles se
produire aux dépens de la brèche osseuse et de la dure-mère,
dans des proportions souvent assez grandes pour que les battements du cerveau cessent d'être perceptibles, ou le sujet
est âgé, et alors les réimplantations et les greffes n'ont plus de
chances de réussir. L'opéré n'en éprouverait plus que les
inconvénients et les dangers. »

Observations.

OBSERVATION I (Cas de LANGENBECK. *Sur la résection des tumeurs
des os du crâne et des méninges*).

En 1881, il a présenté à la Société de Chirurgie allemande une
malade ayant, depuis 1868, un cancroïde siégeant au niveau de la
bosse frontale droite.

En 1874, extirpation ; il ne touche pas à l'os.

En 1878, récidive dans la cicatrice.

En 1879 (mai), on peut constater une ulcération embrassant
toute la cicatrice, limitée par des rebords, de consistance osseuse
et s'étendant de la tubérosité frontale jusqu'au sourcil ; l'os est
aussi enlevé ; la dure-mère est mise à nu sur l'étendue d'une circonvolution. — Guérison.

18 février 1880. Sur le côté droit du frontal, ulcération de la
dimension de la paume de la main, entourée de masses dures, allant

en haut jusqu'au cuir chevelu, en bas, jusqu'au rebord supérieur de l'orbite.

23 février. Nouvelle extirpation.

La grosse tumeur fut limitée par une incision, puis le péricrâne fut détaché jusqu'à ce qu'on arrivât sur l'os malade. L'os malade fut enlevé en partie par le ciseau (gouge?), en partie avec la pince à os de Mathieu ; la dure-mère sous-jacente était aussi atteinte, mais ne fut pas excisée. On se réservait de la cautériser au chlorure de zinc ; pansement boriqué.

Lors du premier pansement, on trouva la plaie remplie par un coagulum sanguin que l'on respecta.

Ce coagulum s'est détaché le 10e jour et a entraîné avec lui une portion de la pie-mère ainsi qu'une lame de substance cérébrale. — La plaie est en voie de cicatrisation.

OBSERVATION II (Cas de CZERNY-HEUK. *Berliner klin. Wochenschrift*, 1882, n° 17, p. 249).

N... (de Heidelberg), 35 ans, a constaté vers l'automne de 1879 une petite tumeur sur la moitié gauche de la tête ; elle n'y fit pas attention. L'hiver suivant, se plaint de diplopie. En dehors de ce trouble oculaire, rien de particulier à signaler.

Quelques mois plus tard, la tumeur s'est accrue. Céphalalgie que rien ne peut calmer. La malade accepte l'opération.

Le pariétal gauche présente une tumeur de la grosseur d'un œuf de poule dont le grand axe est parallèle au diamètre bi-pariétal. Sensible à la pression et ne présentant pas de pulsations. Dimensions : 9 centim. sur 6 centim. ; la peau est mobile ; la tumeur est de consistance dure à son sommet, molle et élastique sur les côtés. Aucun trouble des fonctions cérébrales. Une aiguille enfoncée dans la tumeur pénétra dans l'intérieur du crâne dont l'os était perforé.

OPÉRATION le 26 mai 1880. — La tumeur est incisée dans le sens de sa longueur ; les bords de la plaie sont disséqués jusqu'à dénudation complète du périoste, qui incisé à son tour autour de la base de la tumeur, au-delà des limites du mal, se laisse facilement décoller.

L'os fut ensuite réséqué, sur la ligne d'incision du périoste avec le ciseau et le maillet.

L'extirpation de la tumeur ne présente aucune difficulté ; à ce moment on perçoit les pulsations cérébrales. L'hémorragie devint alors très abondante et fit craindre pour la vie de l'opérée. On pratique la compression totale de la plaie et on cautérise au thermocautère. Au cours de cette cautérisation, l'opérée tombe plusieurs fois dans le collapsus. On fut obligé de faire la respiration artificielle, injection de muse, etc. L'hémorragie fut enfin arrêtée. Suture de la plaie. Drainage et pansement.

Peu après l'opération, vomissements qui cessèrent vers le soir ; la céphalalgie a disparu.

27 mai. Les vomissements ont disparu depuis 7 h. 1/2 du matin. Le pansement est changé. La plaie est en bon état. Le drain est raccourci.

28 mai. La malade est bien.

29 mai. La malade se plaint d'une sensation de bourdonnement. Le pansement est enlevé, la plaie est en bon état. Les points de suture sont ôtés. La sensation de bourdonnement cesse.

30, 31 mai ; 1er, 2, 4 juin. La malade va de mieux en mieux ; le drain est complètement enlevé et la plaie cicatrisée. La malade se lève.

8 juin. La région de la plaie présente des pulsations bien marquées et est indolore. La malade quitte l'hôpital.

Pendant quelques mois la malade alla bien ; il n'y eut plus de céphalalgie et elle put reprendre ses occupations. Mais au mois d'octobre suivant, la malade présente des troubles tels que l'on pense à une récidive.

11 octobre. — On sent sous la cicatrice de l'ancienne plaie une tumeur molle, pulsatile, grosse comme la moitié d'un œuf de poule et à côté, sur la gauche et la droite, une tumeur de la grosseur d'un marron. La vue est très affaiblie. L'examen ophtalmoscopique montre l'existence d'une névrite optique double; pas de diplopie ; le goût est aboli sur la moitié gauche de la langue; pas de céphalalgie; garde-robes irrégulières.

L'état général continue à être bon jusqu'au 29 octobre. Ce jour-là la malade fut prise de vomissements qui ne s'arrêtèrent que sous l'influence de la morphine.

10 novembre. — Les vomissements reprennent, puis période de repos jusqu'au 16 novembre.

19 novembre. — Faiblesse de la jambe droite qui oblige la malade à se servir d'une canne.

28 novembre. — Paralysie du bras droit, pas d'anesthésie, ni de douleurs, pas de céphalalgie ; anorexie, constipation.

10 décembre. — Douleurs dans la jambe gauche.

11 décembre. — Paralysie complète de la jambe droite ; anorexie, selles irrégulières.

27 — 29 décembre. — On constate que la tumeur s'est propagée jusqu'à la limite du cuir chevelu du côté du front. Vomissements marc de café. Ptosis léger à droite, parésie du facial du même côté.

31 décembre. — Aphasie.

5 janvier. — Paralysie de la jambe gauche.

6 janvier. — Coma.

10—12 janvier. — Œdème des poumons, érysipèle du nez et de la joue droite.

13 janvier. — Mort à 10 heures du soir.

OBSERVATION III (CZERNY — HEUK. *Berlin. klin. Wochenschrift*, 1882, n° 17, p. 249).

C. (de Mannheim), 19 ans, a eu dans sa jeunesse une affection de l'encéphale qui avait laissé après elle de violents maux de tête qui durèrent jusqu'à l'âge de 14 ans. Il y a trois mois environ elle s'est cogné le côté gauche du front contre un lit ; elle ressentit aussitôt une douleur juste à l'endroit de la tête qui avait porté. Ces douleurs durèrent un quart d'heure environ, puis il se forma sur place une tuméfaction à peine sensible au toucher. Cette tumeur augmente d'une façon insensible pendant 4 semaines sans amener aucun trouble ; il y a 2 mois à peu près est survenue une affection aiguë du poumon (pneumonie ?) qui dure presque un mois, pendant laquelle la tumeur de la région latéro-frontale gauche, qui était restée dure et petite, a commencé à s'accroître et à se ramollir. Céphalalgie violente.

Pendant ces 18 derniers jours, vertiges, bourdonnements dans l'oreille gauche. Constriction à gauche, qui empêche la mastication.

Pas de signes de paralysie ou de parésie, tachycardie et dyspnée surtout au moment où elle change d'attitude ou de place.

A l'examen on trouve au-dessus de la bosse frontale une tumeur grosse comme la paume de la main, demi-sphérique, qui s'étend presque jusqu'à la ligne médiane d'une part, jusqu'à la ligne courbe du temporal et la suture lambdoïde (?) en arrière, et dépasse le cuir chevelu en avant ; cette tumeur adhère fortement à l'os, elle est dure à sa périphérie, fluctuante et molle à son centre, sans pulsations, ni souffle, légèrement sensible à la pression.

Rien autre de particulier.

La céphalalgie persistant, on applique des vessies de glace sur la tumeur et on fait des injections de morphine ; on fait prendre aussi pendant une huitaine de l'iodure de potassium, tout cela sans résultat.

OPÉRATION. — Le 28 octobre 1881, après qu'on se fut assuré que l'os, bien que légèrement ramolli, ne se laissait traverser par une aiguille, on incise la tumeur sur sa ligne médiane ; la peau est libérée, et rabattue en avant, le périoste est dénudé, et enlevé sur tout le pourtour de la tumeur, qui fut abrasée avec la *rugine*.

L'os sous-jacent est rugueux, assez dur ; on en enlève par râclage une épaisseur de 2 à 3 millimètres ; une portion de la table interne fut enlevée pour qu'on pût s'assurer de l'état de la face interne des os. Ceux-ci présentaient des ostéophytes nombreux, entourés d'une masse molle ressemblant à la tumeur. La tumeur intéressait également l'endocrâne ; on enlève alors morceau par morceau tout l'os correspondant à la base de la tumeur ; la brèche osseuse mesurait 6 cm. sur 8. Pour faire face à toute éventualité, on l'agrandit jusqu'à 2 travers de doigt au-dessus de l'arcade sourcilière ; les parties bourgeonnantes de la dure-mère avaient été préalablement enlevées à la curette tranchante ; d'autre part, la partie de la dure-mère, correspondant au centre de la tumeur, présentant de l'infiltration, celle-ci fut excisée sur toute la surface où l'os manquait ; ligature de plusieurs branches de l'artère méningée moyenne et hémostase au thermocautère.

Suture, drainage et pansement.

A son réveil, la malade accuse de la céphalalgie. P. : 88, irrégulier ; pas de troubles de la motilité, ni de la sensibilité ; le soir, vomissements. P.: 107, lavement de chloral, 2 gr., la céphalalgie diminue un peu, les vomissements continuent, miction spontanée.

29 octobre. — La céphalalgie diminue, vomissements. P. : 101 irrégulier ; somnolence ; le pansement est changé, la peau est soulevée par les pulsations cérébrales, peu d'exsudat ; la plaie est en bon état. P. : 112 ; vomissements le soir.

30 octobre. — Nuit moins agitée, la céphalalgie diminue encore. P. irrégulier, 2 vomissements.

31 octobre. — 2 gr. chloral, sommeil, les douleurs sont calmées, le pansement est changé, pas d'exsudat, les drains et une partie des fils sont retirés.

1er novembre. — La malade a de l'appétit ; garde-robes normales.

2, 3 novembre. — La malade va de mieux en mieux : la peau de la région opérée n'est plus déprimée, elle est mieux soulevée par le cerveau dont on perçoit les battements ; les derniers fils sont enlevés.

4 novembre. — La malade éprouve du bien-être. P.: 78, irrégulier.

Du 5 au 16 novembre. — L'amélioration continue, la malade se lève.

20 novembre. — Céphalalgie légère, qui cesse le 22 novembre.

26 novembre. — La malade quitte l'hôpital.

L'examen histologique a prouvé que la tumeur était un sarcome à petites cellules rondes.

OBSERVATION IV. — PAULY, 1883. *Un cas de tumeur perforante du front. — Verhandlungen der deutschen Gesellschaft für Chirurgie. XIIe Congrès.*

Johann Telckz, maçon, 26 ans, s'était aperçu en 1873, de la présence, sur la région frontale droite, d'une excroissance qu'il enlevait par le grattage, mais qui se reproduisait chaque fois plus grande.

En 1879, il s'est laissé enlever la tumeur, qui avait un pédicule de 5 centimètres de long et un d'épaisseur.

En 1880, nouvelle tumeur non pédiculée, qui s'accroît vers le rebord orbitaire ; d'autre part, le malade recevait un traumatisme sur la tumeur ulcéreuse.

Dans les premiers jours de 1882, le médecin d'arrondissement constate la présence d'une tumeur de la grosseur d'une noix, immobile, dure à la périphérie, molle au centre.

Le 19 mars, le malade se présente à la consultation ; la tumeur qui commence à la racine des cheveux, couvre presque la moitié de l'œil droit; elle est dure, immobile, divisée en deux parties inégales par un sillon profond. La partie supérieure est plus petite que la partie inférieure ; celle-ci est ulcérée. Céphalalgie violente depuis quatre semaines.

Opération le 24 mars. — Incision autour de la tumeur, qui fut enlevée facilement. Le frontal, en dessous de la tumeur, est perforé sur une surface un peu plus grande qu'une pièce de 2 francs. Cet orifice est rempli par une masse néoplasique rougeâtre ; celle-ci enlevée, on put voir la dure-mère soulevée par les pulsations cérébrales. Pansement.

Suites opératoires. — Plus de céphalalgie, pas de vomissements.

Quelques semaines après, guérison, mais à la fin du mois de mai, on peut voir dans la partie externe de la plaie une masse ferme, non délimitée, se prolongeant jusque dans l'orbite. Extirpation le 28 mai 1882, d'une tumeur grosse comme une noix, raclage de toute la plaie, nettoyage de la glande lacrymale, drainage, pansement ; cette plaie guérit à brève échéance, puis à l'aide de greffes, on refit une paupière et le malade quitta l'hôpital sans trace d'ectropion.

En octobre, nouvelle récidive; la tumeur, grosse au moins comme une noix, était située à l'angle interne de l'œil et projetait celui-ci en avant. La tumeur s'était propagée jusqu'à l'ancienne cicatrice et se trouvait sous chacun des lambeaux transplantés ; la cicatrice fut réséquée et la dure-mère se montra parsemée de tuméfactions sarcomateuses très adhérentes ; elle fut réséquée et la brèche osseuse agrandie à la gouge et au maillet; elle mesurait 6 centimètres sur 8 centimètres. La plaie fut remplie de gaze; pansement de Lister.

25 novembre, soir. — Vomissements, toux qui provoque une hémorragie secondaire.

26. — Morphine. T. 38°2. P. 76; bon appétit.

27. — 38°3, sommeil bon, pas de vomissements, ni de toux.

28. — T. 38 6; la plaie est légèrement douloureuse, le pansement est changé ; il s'écoule un liquide sanguinolent, la température reste au-dessus de 38° jusqu'au 3 décembre,où eut lieu le troisième pansement, celui-ci fut complètement changé.

Le 5 décembre, il s'écoule de la plaie du pus inodore.

Au mois d'avril 1883, au moment où a lieu la réunion de la Société allemande de Chirurgie, le malade était complètement guéri, du moins en ce qui concernait la tumeur, car derrière l'angle du maxillaire droit on sentait une tumeur, probablement une troisième récidive.

OBSERVATION V. — GUSSENBAUER (Carl). *Ein Beitrag zur Kentniss und Extirpation den myelogenen Schadelgeschwulste, etc. Zeitschrift für Heilkunde*, Prager, 1881, V. p. 139-154.

Le 5 décembre 1881, K. H..., 25 ans, est amené à la clinique pour une tumeur de la partie droite de l'os frontal.

Rien dans ses antécédents héréditaires.

A toujours été bien portant ; depuis 7 mois céphalalgie violente, localisée dans la moitié droite du front,persistant pendant la nuit. Cinq semaines après le début de cette céphalalgie,petite tuméfaction à peu près grosse comme un pois, de consistance osseuse, sur la bosse frontale droite ; augmentation de volume ; la tumeur augmentant de volume, la céphalalgie diminue.

L'œil droit est bouché par la tumeur ; le globe oculaire est comprimé d'avant en arrière et en dehors ; la fente palpébrale est rétrécie,la peau est mobile sur cette tumeur,sauf sur une longueur de 1 cent. 1/2, et parait adhérer au périoste par un cordon cicatriciel.

Par la palpation, on sent que la surface de la tumeur est bien de consistance osseuse ; en avant et sur une surface grande à peu près comme une pièce de 5 francs,on trouve de la crépitation parcheminée; la tumeur n'est pas douloureuse. Pas de souffle.

Trois ponctions furent faites ; l'aiguille, enfoncée à plus de six centimètres en cinq endroits, ne rencontra pas de résistance.

OPÉRATION le 19 décembre. — Incision des parties molles de la partie droite du frontal, lambeau à base supérieure; le périoste est facilement rabattu en arrière avec le muscle frontal et la peau. A la bride cicatricielle il fallut se servir du couteau pour la détacher de l'os.

Le muscle temporal dut être détaché à environ 3 cent. de son insertion. Hémorragie, 20 ligatures au catgut; on put voir ainsi la partie droite du frontal, la partie de la grande aile du sphénoïde et le 1/3 de la suture fronto-pariétale.

Incision de la table externe; la tumeur sous-jacente a des battements comme le cerveau; par cette ouverture la table osseuse est enlevée tout entière avec la pince-gouge de Lüer. En allant vers la périphérie de la tumeur, la table externe est trouvée de plus en plus épaisse: vers le milieu du frontal, elle se confond avec le diploé.

Hémorragie diploïque considérable, arrêtée par le thermocautère. Au fur et à mesure que la tumeur est mise à nu, elle augmente de volume et les pulsations sont plus fortes. Elle n'est pas adhérente à la table externe de l'os, ni au diploé. Elle adhère à la dure-mère sous-jacente d'une façon si intime qu'on doit l'enlever au bistouri.

L'hémisphère droit du cerveau est fortement déprimé, les trois circonvolutions frontales sont aplaties; suture, drainage, pansement; à la suite de l'opération, vomissements. P. 120.

Au premier pansement, la plaie ne présente pas de caractères de réaction inflammatoire, le drain est enlevé.

Suture secondaire de la plaie osseuse, drainage; le malade quitte l'hôpital guéri, le 20 janvier 1882, avec une pelote protectrice en gomme durcie.

OBSERVATION VI. — MAYDL. *Beiträge zur Schädel und Gehirnchirurgie. Internat. Klin. Rundschau, 1891.*

Homme, âgé de 25 ans, entre le 15 janvier 1885. Brûlure à l'âge de 5 mois sur la moitié gauche de la tête, sans guérison jamais complète; depuis 5 ans une tumeur se développe sur la plaie granuleuse et s'accroît. Malade anémié, moitié gauche de la tête dépourvue de cheveux, recouverte de cicatrice. On trouve sur le pariétal gauche une tumeur à bords fongueux et végétants, ayant 12 centimètres dans un sens, 9 dans l'autre et haute de 3; l'os sous-jacent est dur; ganglions mastoïdiens indolores et gros.

Les parties molles sont incisées à l'aide du thermocautère, puis la tumeur est enlevée tout entière, à l'aide de la rugine ; on s'aperçoit alors que le périoste aussi était atteint, la table externe de l'os paraît rongée ; l'os malade et les parties avoisinantes sont enlevés au moyen du ciseau et du maillet.

La tumeur avait encore plus d'extension à la face interne qu'à la face externe ; la dure-mère, la pie-mère et la substance grise qui étaient atteintes également, furent enlevées ; pansement sans réunion des parties molles.

Le soir même, aphasie, parésie du bras droit et des muscles de l'épaule ; ensuite parésie du membre inférieur droit, puis hémiplégie droite avec hyperesthésie. Le 24 janvier, quatre jours après l'opération, le cerveau commença à faire hernie, pulsations prononcées.

Convulsions des muscles et du thorax, la température monte à 39°, 39°,6 et 40°,4, le pouls atteint 160, la respiration 44. et la mort arrive le 16° jour après l'opération.

OBSERVATION VII. — MAC EWEN. British medical Association, août 1888.

Petite tumeur orbitaire du bulbe gauche, myosis gauche, convulsions généralisées ; sarcome orbitaire opéré antérieurement.

Enlèvement d'un sarcome de la surface extérieure du crâne et d'un sarcome des 2/3 antérieurs du lobe frontal.

Vit encore 8 ans.

Mort par maladie de Bright.

OBSERVATION VIII. — MAYDL., Beiträge zur Schädel und Gehirnchirurgie. Internat. Klin. Rundschau, 1891.

Homme, âgé de 30 ans, se présente avec une exophthalmie droite sans trouble de la motilité du globe oculaire, ni de l'acuité visuelle ; pas de syphilis ; quelques mois après l'œil est dévié en bas et en dedans, conjonctivite passive ; à l'angle interne de l'orbite, on sent une tumeur se dirigeant sur le front, vers la région temporale ; l'œil est repoussé en dedans ; il est possible de sentir dans la profondeur une tumeur assez résistante ; il s'agit d'un sarcome du frontal s'étendant aussi bien du côté de l'orbite que du côté de la surface externe de cet os.

Opération le 2 octobre 1890. Incision de la peau s'étendant de l'angle externe de l'œil à 6 centimètres en arrière ; le néoplasme, qui avait envoyé un prolongement extra orbitaire, fut enlevé à la gouge et au maillet, le globe oculaire fut respecté, mais une partie de la dure-mère était tellement adhérente au néoplasme qu'on dut également la réséquer.

Les suites opératoires furent parfaites et une partie de la plaie guérit par première intention ; l'os frontal qui manquait était remplacé par une légère dépression : la perte de substance osseuse mesurait 6 centimètres en tous sens ; ptosis de la paupière supérieure.

Malgré la guérison consécutive à la première intervention, il est permis de penser à une récidive ; ce qui y incite l'auteur, c'est l'existence de céphalalgies violentes, sans que pourtant il y n'ait aucun signe extérieur.

Observation IX. — Ricard. *Réparation d'une perte de la substance de la voûte crânienne par la greffe osseuse immédiate. Gaz. d. Hôp.,* 1891, p. 785.

M... Pauline, veuve, âgée de 40 ans, exerçant la profession de cuisinière, se présente le 19 novembre 1889 à la consultation de la clinique laryngologique des sourds-muets. Elle a la narine du côté droit complètement obstruée par une tumeur dont M. Renault pratique l'ablation incomplète à l'aide d'un serre nœud. L'examen histologique fait au laboratoire de M. Cornil, permet de porter le diagnostic de *lymphadénome.*

La malade revient le 8 février 1890. La tumeur est de nouveau bourgeonnante. Une opération large est de nouveau pratiquée le 2 mars, par M. Monod, qui désinsère la portion droite du nez et pénètre ainsi largement dans les fosses nasales. La tumeur qui a pénétré dans le sinus maxillaire est enlevée en totalité. La muqueuse voisine est cautérisée au thermocautère.

Le 21 mars 1890, la malade quitte l'hôpital complètement guérie de l'acte opératoire et, jusqu'ici, aucune récidive locale n'est apparue.

Le 9 avril 1891, la malade revient à l'hôpital St-Antoine pour une tumeur de la région orbito-frontale du côté droit. Cette tumeur est apparue progressivement depuis six mois : elle atteint aujourd'hui le volume d'une noix. La malade souffre de la tête, principalement du côté droit, de douleurs presque continues, mais avec des exacerbations fréquentes.

Etant donné les antécédents de la malade, il est facile de porter le diagnostic de lymphosarcome de l'os frontal. La tumeur est unique; nulle part ailleurs, aucune trace de généralisation ne paraissant exister, l'intervention est indiquée.

La malade étant chloroformée, le champ opératoire dégagé, nettoyé et entouré de compresses aseptiques, je fais une incision allant de la racine du nez à 2 centimètres environ de l'apophyse orbitaire externe, incision courbe circonscrivant la tumeur et ayant à peu près une flèche de 4 centimètres de hauteur. L'os étant mis à nu, à l'aide d'un ciseau fin et du maillet, je circonscris autour de la tumeur une région de l'os frontal dont l'ablation laisse à nu la dure-mère dans l'étendue d'une pièce de 5 francs environ (5 centimètres de large sur 5 de haut), les bords de la perte de substance crânienne sont taillés en biseau aux dépens de la table externe du frontal. A l'aide de pinces coupantes, l'os coxal d'un jeune chien qu'on venait de sacrifier fut préparé de façon à s'adapter à l'orifice créé; la fosse iliaque, une partie de la couche cotyloïde et de la branche horizontale du pubis constituèrent le fragment utilisé. On dut rejeter l'ischion, le pubis et sa branche descendante. Une partie de la plaie opératoire qui restait à découvert à la région interne fut obturée par un fragment du condyle fémoral du même chien. L'hémostase faite, le lambeau des parties molles fut suturé, appliqué sur le fragment osseux et fixé par la suture. Deux catguts placés à l'angle externe pour établir un drainage.

Pansement iodoformé, compression ouatée. Les jours qui suivirent l'opération ne furent marqués par aucun incident; ni fièvre, ni douleur.

Le 20 avril. — Cinquième jour de l'opération : on retire le pansement: il existe un peu de gonflement œdémateux de la paupière, mais sans douleur, ni rougeur aucune : le pansement est complètement sec et le catgut a été involontairement enlevé avec les pièces du pansement.

22 avril. — Ablation des fils, réunion immédiate des parties molles, les fragments osseux sont restés en leur place.

3 mai.— Dix-huit jours après l'opération, la malade quitte l'hôpital parfaitement guérie, la région opérée plus aplatie que celle du côté sain, mais le plan osseux sous-jacent est parfaitement solide.

OBSERVATION X.
Due à l'obligeance de M. le Dr CHIPAULT.

Garçon de 11 ans, amené à M. le Dr Chipault en 1896, pour une tumeur de la région frontale développée rapidement en deux mois environ et qui a le volume d'une orange. Elle est molle, très mobile sur l'os, recouverte d'une peau adhérente et parcourue de veinosités ; l'enfant se plaint d'élancements à son niveau ; poussées fébriles très irrégulières.

Il s'agit à n'en pas douter, d'un sarcome.

Intervention le 3 novembre 1896. Incision laissant fixée à la tumeur la partie de peau adhérente ; de nombreuses pinces sont nécessaires à cause de l'hémorragie veineuse. Une couronne de trépan est appliquée en dehors de la masse. L'os est très vasculaire et saigne beaucoup ; l'ouverture est agrandie progressivement à l'aide de la pince, de manière à isoler to... masse qui n'est pas adhérente à la dure-mère. Sutures ; les ... temps de l'opération ont été pratiqués très à la hâte à cause ... l'état syncopal de l'opéré qui a perdu beaucoup de sang.

L'examen de la pièce a montré qu'il s'agissait d'un sarcome à point de départ purement périostique.

Réunion par première intention. L'enfant a été revu au bout de quelques mois, en février 1897, avec de la généralisation sarcomateuse ; ascite énorme ; début de récidive locale, du moins le rebord de l'orifice de trépanation est en dedans volumineux et mou ; l'enfant a dû succomber peu après.

OBSERVATION XI (MORESTIN).

Tumeur du crâne comprimant le cerveau et déterminant des crises épileptiformes. Extirpation par une large résection crânienne. Guérison.

Madame H..., 41 ans, est entrée le 27 février 1899, au n° 11 du service d'isolement de l'hôpital St-Louis, pour une tumeur de la tempe droite, tumeur dont on aurait constaté la présence, il y a trois ans, et qui depuis n'a pas cessé de grossir.

Cet accroissement d'abord très lent, insensible, est devenu assez rapide depuis quelques mois. En même temps survenaient des crises convulsives, dont la fréquence va sans cesse en augmentant. D'abord espacées par des intervalles de plusieurs semaines, ces crises se répètent tous les 5 ou 6 jours. Ce sont des accès épileptiformes durant lesquels la malade perd complètement connaissance. Les mouvements convulsifs sont généralisés, et l'attaque est suivie d'une période comateuse d'une durée variable. Les personnes qui entourent la malade ont été frappées de sa déchéance intellectuelle; elle n'a plus ni intelligence, ni mémoire, sa figure exprime l'hébétement, elle pleure sans motif, à tout propos, la parole est légèrement embarrassée, la salivation continuelle.

La tumeur siège dans la région temporale droite : c'est une masse arrondie, hémisphérique, soulevant les téguments sains ; grosse comme la moitié d'une orange; elle s'étend en avant sous le frontal jusqu'à l'arête qui forme la limite de la fosse temporale, en arrière elle s'arrête à un travers de doigt du conduit auditif; une distance un peu moindre la sépare de l'arcade zygomatique ; enfin, en haut elle dépasse la ligne courbe temporale ; à la palpation cette tumeur paraît lisse, uniformément dure, dure comme de la pierre; elle se continue graduellement avec les parties voisines. La pression détermine une très légère douleur.

Le diagnostic était assez délicat : on avait pensé au début de la maladie, à une production syphilitique, mais un traitement spécifique appliqué avec persévérance n'avait donné aucun résultat; d'ailleurs la femme ne présentait aucun vestige de syphilis et l'on ne retrouvait dans ses antécédents rien qui pût la faire soupçonner.

La dureté considérable de la tumeur ne paraissait pas au premier abord cadrer très bien avec l'hypothèse d'une néoplasie maligne; mais cependant le développement rapide de l'affection pendant les derniers mois rendait ce diagnostic très plausible. Dans tous les cas il n'était pas douteux qu'il y avait une saillie intracrânienne dont on ne pouvait soupçonner l'étendue il est vrai, mais à laquelle il fallait attribuer les phénomènes de compression cérébrale et en particulier les crises convulsives que présentait la malade.

OPÉRATION le 1er mars.

M. Morestin fait une grande incision curviligne commençant sur le front et se terminant derrière l'oreille ; un lambeau très étendu fut ainsi détaché, une douzaine d'artérioles furent immédiatement pincées sur les bords de l'incision.

Le crâne est mis à nu par rugination autour de la tumeur, le périoste qui recouvre celle-ci détaché ; cette décortication donne lieu à une hémorragie d'une abondance extrême : 8 ou 10 jets artériels partent de la surface de la tumeur, la compression est impuissante à les arrêter, le sang sort de conduits osseux béants; une poignée de poudre d'iodoforme est projetée sur la plaie ; la poudre obturant les orifices vasculaires arrête l'hémorragie.

Deux couronnes de trépan sont appliquées à une certaine distance du néoplasme, pour être sûr de traverser des parties saines du crâne, l'une en avant sur le frontal, l'autre en arrière sur le pariétal. Ces deux orifices furent d'abord réunis en coupant peu à peu le crâne à l'aide d'une solide pince-gouge, dont la manœuvre fut un peu laborieuse, car le crâne, malgré la précaution prise de passer à distance, était très notablement épaissi au pourtour de la tumeur. Puis toujours à l'aide de la pince-gouge, le crâne est encore rongé en avant et en arrière du néoplasme, en descendant le plus bas possible jusqu'à la base du crâne. Cette destruction de la paroi crânienne à la pince-gouge, tout autour de la tumeur, ne va pas sans une notable perte de sang par les aréoles du diploé ; enfin, la portion condamnée de l'os ne tient plus que par son pédicule inférieur, assez large encore, mais relativement sain. Ce pédicule est brisé en luxant en dehors le morceau de crâne qui supporte la tumeur, après l'avoir saisi à l'aide d'un solide daviet de Farabeuf.

Il reste encore à détacher le néoplasme des parties profondes ; il fait dans l'intérieur du crâne une saillie plus considérable qu'à l'extérieur. Cette partie est molle et bien limitée ; elle se laisse détacher de la dure-mère qui lui adhère légèrement, mais qui n'est pas envahie et qui est simplement repoussée en dedans. Le décollement de cette membrane s'opère donc sans difficultés notables : il faut cependant lier une branche importante de la méningée moyenne qui a été déchirée dans ce dernier temps. La tumeur enlevée, il reste une profonde dépression de l'encéphale, dépression qui paraît correspondre à la région sylvienne.

Deux mèches de gaze iodoformée sont laissées dans le creux et le lambeau est rapidement recousu.

La malade est très pâle et d'une faiblesse extrême, pouls fort petit.

1.500 gr. de sérum sont injectés dans une veine du bras et 500 dans une cuisse. Presque immédiatement après l'injection intra-veineuse le visage se colore et le pouls devient meilleur.

Les suites de l'intervention ont été remarquablement simples ; dès le lendemain le choc avait disparu ; la malade a eu un peu d'excitation cérébrale pendant quelques jours. De taciturne qu'elle était, elle était devenue loquace, d'une manière tant soit peu incohérente ; il n'y a eu ni fièvre, ni complications d'aucune sorte.

Les mèches ont été ôtées le troisième jour, les fils le huitième et l'opérée guérie a quitté l'hôpital le 18 mars.

Elle n'a plus eu de crises depuis l'intervention ; elle a cessé son larmoiement stupide ; le regard est redevenu vif ; elle s'occupe de son commerce, ce dont elle était incapable avant l'intervention. Les règles ont fait leur réapparition au mois d'août dernier.

Le cerveau qui était déprimé, a vite récupéré son ampleur primitive et bombe sous les téguments de la tempe.

La tumeur paraît avoir pris naissance aux dépens des couches profondes ; la table externe, presque intacte, est repoussée en dehors. Elle présente cependant plusieurs petites perforations par lesquelles font hernie pour ainsi dire des bourgeons de tissu morbide ; la table interne est complètement distincte ; la tumeur est entourée d'une zone d'hyperostose qui augmente notablement l'épaisseur du crâne.

La masse molle qui faisait saillie à l'intérieur du crâne, avait bien l'apparence sarcomateuse.

EXAMEN HISTOLOGIQUE (M. LEREDDE). — La tumeur est formée de cellules à noyaux ovalaires très colorables. Ces cellules sont volumineuses ; leur protoplasma est extrêmement clair et figure une large vacuole actuellement réfringente ; en certains points les cellules se tassent les unes sur les autres et on ne reconnaît plus les caractères du protoplasma, mais ceux du noyau permettent d'affirmer qu'il s'agit toujours des mêmes éléments ; les cellules s'orientent fréquemment en longues traînées, comme cela

se voit dans les sarcomes fuso-cellulaires; la direction de ces trai-
nées est surtout déterminée par celle de fentes allongées, nombreuses, parsemant la masse néoplasique ; ces fentes contiennent presque
toutes du sang, leurs parois sont tapissées de cellules identi-
ques aux autres cellules qui forment la tumeur ; autour des fentes
vasculaires les plus importantes, l'infiltration cellulaire est discrète,
on y trouve des fibrilles assez larges, imbriquées, qui ont les réac-
tions histo-chimiques des substances conjonctives. Des fentes sem-
blables se retrouvent dans toute la tumeur : elles semblent en continuité avec les éléments cellulaires dont elles suivent la direction.

D'après tous ces caractères, on peut affirmer qu'il s'agit d'un sarcome en dégénérescence myéloïde.

OBSERVATION XII.
Due à l'obligeance de M. le Dr CHIPAULT.

Homme, 31 ans, vient consulter M. Chipault en mai 1899, pour
une saillie de la région temporo-pariétale droite, développée depuis
un an, plus gênante que douloureuse.

Elle est dure, en continuité avec l'os, non adhérente à la peau
qui paraît normale.

Pas de symptômes corticaux ; toutefois il y a quinze jours le
malade a eu dans le pouce gauche des mouvements involontaires
et spasmodiques auxquels il n'a attaché aucune importance.

Intervention le 18 mai 1899. Incision en ∩, rabattement du lambeau ; mise à nu de la tumeur, qui présente l'aspect de la surface externe normale de l'os. Une couronne de trépan est appliquée sur l'os sain, la masse est enlevée par morcellement à l'aide
de la pince emporte-pièce.

Cette ablation est laborieuse à cause des adhérences ostéo-
méningées très vasculaires ; le centre de la tumeur au niveau du
diploé, sur une moindre étendue de la table interne, est rempli de
tissu sarcomateux.

Il s'agit en réalité d'un sarcome à point de départ diploïque,
disposé en bouton de chemise.

Après nettoyage complet du champ néoplasique, la dure-mère

est réséquée sur l'étendue correspondante ; l'orifice ainsi produit est insuffisant pour permettre de reconnaître les circonvolutions sous-jacentes.

Suture. — Réunion par première intention ; en janvier 1900 il n'y avait pas de récidive.

OBSERVATION XIII. — MORESTIN. *Sarcome périostique frontal. Bulletin de la Société anatomique* (novembre 1899).

Emile P..., âgé de 8 ans, est entré le 4 septembre 1899 à l'hôpital des Enfants malades, salle Molland, 14.

Cet enfant présentait au niveau du front, du côté gauche, une tumeur arrondie du volume d'un petit œuf, qui proémine de la manière la plus disgracieuse. Au dire des parents, une chute violente survenue il y a un mois, en aurait été le point de départ; la tumeur répond en effet à la base frontale; il est possible que cet accident ait accéléré la marche d'une production déjà en voie de développement : depuis l'accident la tumeur a augmenté rapidement et a doublé de volume. A son niveau les téguments présentent une teinte plus sombre, légèrement violacée. Il n'y a point cependant de veines superficielles anormalement dilatées. La peau est très légèrement mobile à la surface de la tumeur: celle-ci appliquée contre le crâne, immobile, à base étalée se continuant insensiblement avec les parties environnantes, est à peu près hémisphérique, et formée d'une masse centrale, de consistance molle, fluctuante, entourée d'une bordure ferme, résistante, dure même, formant une sorte d'anneau rigide; aucune douleur ne résulte de ces explorations. L'état général est excellent: l'enfant très fort, très musclé, offre les apparences d'une santé parfaite.

OPÉRATION le 5 septembre. — Une incision est pratiquée transversalement sur la partie la plus saillante de la tumeur et celle-ci mise à nu par dissection des téguments en haut et en bas; son centre ramolli est formé d'une bouillie blanchâtre, la périphérie par des tissus plus fermes, mais également blanchâtres et d'apparence sarcomateuse. La tumeur est isolée alors sur tout son pourtour; il est important de savoir quelle est son étendue en profondeur. Le périoste est incisé circulairement, les bords en sont décollés avec la rugine ; l'action de cet instrument suffit à la détacher complètement, car elle adhère à peine au frontal ; c'est une production pour ainsi dire purement périostique. Néanmoins la table externe de l'os fut détruite au ciseau et à la gouge sur toute la surface en rapport avec le néoplasme et même largement au-delà, bien que le frontal ne présente à l'œil nu ni envahissement, ni altération notable ; il y a quelques lamelles irrégulières, d'ossification récente, appliquées à la surface.

3 septembre. — Les fils sont enlevés, réunion par première intention ; le malade quitte l'hôpital le 18, avec une cicatrice linéaire.

L'examen microscopique pratiqué par M. Degay a prouvé qu'il s'agissait d'un sarcome à petites cellules rondes, dont la partie centrale est en voie de ramollissement et de désagrégation et la périphérie en voie de pullulation et d'accroissement très rapide.

OBSERVATION XIV.

Le 19 janvier 1900, MM. Pascal et Barbarin ont apporté à la Société anatomique une tumeur de l'os frontal opérée par M. Broca, chez un enfant de 8 ans ; la table externe de l'os a été soulevée par la tumeur qui s'est développée dans le diploé ; l'examen histologique pratiqué par M. Nattan-Larrier a montré que le centre est constitué par du tissu fibreux et la périphérie par des cellules rondes.

CONCLUSIONS.

I. — Les tumeurs primitives de la voûte crânienne sont le plus souvent des sarcomes.

II. — Le traitement de choix de ces tumeurs devra être l'extirpation totale.

III. — Parmi les différents procédés d'extirpation, le meilleur paraît devoir être l'attaque de la tumeur par la périphérie.

IV. — Il n'y a pas lieu d'appliquer de méthode d'ostéo ou hétéro-plastie, toutes les fois que la dure-mère aura gardé son intégrité, car dans ce cas la hernie cérébrale ne semble pas devoir se produire.

BIBLIOGRAPHIE.

BERGER. — Communication à la Société de Chirurgie. *Bulletin de la Société de Chirurgie*, 1892, p. 602.

CHIPAULT. — *Chirurgie opératoire des centres nerveux*, t. I.

CORNIL et RANVIER. — *Traité d'histologie pathologique*, t. I.

DELVOIE. — *De la trépanation crânienne. Mémoires de l'Ac. de Méd. de Belgique*, 1893, t. XII.

FORGUES et RECLUS. — *Traité de thérapeutique chirurgicale*, t. I.

GALLEZ. — *De la trépanation crânienne. Mémoire de l'Ac. de Méd. de Belgique*, 1893, t. XII.

GÉRARD-MARCHANT. — *In Traité de Chirurgie*, de Duplay et Reclus, t. III.

LE DENTU. — Rapport sur le mémoire de M. Mossé.

MARCOTTE. — Thèse de Paris, 1896.

MOSSÉ. — Mémoire à l'Ac. de Médecine.

POLAILLON. — Rapport à l'Ac. de Méd. sur l'observation de M. Ricard.

RICARD. — Mémoire à l'Ac. de Méd., 1891.

SACCI. — Communication au Congrès de Rome, 1893.

TILLAUX. — *Chirurgie Clinique*, t. I.

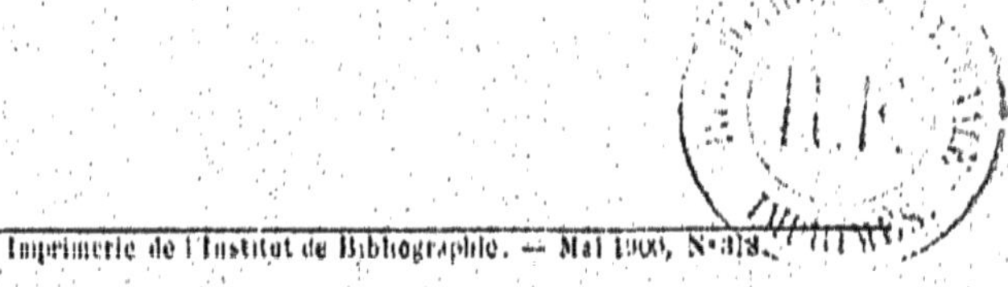